AF305830

NOUVELLE MÉTHODE

DE TRAITEMENT

SURE, PROMPTE ET EFFICACE

DES EXOMPHALES

DES JEUNES ANIMAUX.

APPLICATION AU TRAITEMENT

DES HERNIES INGUINALES.

PAR HIPPOLYTE MARLOT,

Médecin vétérinaire à Entrains (Nièvre), professeur de zootechnie à la ferme-école de
l'Orme-du-Pont (Yonne).

MÉMOIRE COURONNÉ

PAR LA SOCIÉTÉ IMPÉRIALE ET CENTRALE D'AGRICULTURE.

(MÉDAILLE D'OR.)

Prix, 1 franc.

PARIS,

Chez LABÉ, libraire de la Faculté de médecine
et de la Société impériale et centrale de médecine vétérinaire,
PLACE DE L'ÉCOLE-DE-MÉDECINE.

1860

SOCIÉTÉ IMPÉRIALE ET CENTRALE
D'AGRICULTURE.

MÉMOIRE

SUR LE TRAITEMENT

DES HERNIES OMBILICALES

DES JEUNES POULAINS.

NOUVELLES MÉTHODES OPÉRATOIRES.

APPLICATION AUX HERNIES INGUINALES.

Par Hippolyte Marlot,
vétérinaire, professeur de zootechnie à la ferme-école de l'Orme du-Pont (Yonne).

Depuis une dizaine d'années on s'est beaucoup occupé
du traitement de l'omphalocèle des jeunes poulains, affection
très-commune dans les pays d'élève, diminuant notablement
la valeur de l'animal qui en est affecté, nuisant à sa vente
et pouvant, dans certains cas, en occasionner la mort.

Parmi les moyens proposés jusqu'ici, il en est qui ont
donné plusieurs bons résultats et plusieurs insuccès; d'autres,
tout à fait irrationnels dans leur emploi, irréguliers dans leur
action, dangereux dans leurs conséquences, ont été en partie
abandonnés des praticiens, malgré les brillants succès que
l'on en avait d'abord obtenus.

Exerçant la médecine vétérinaire dans un pays riche en
jeunes poulains, j'ai eu occasion d'essayer de la plupart des

1

moyens indiqués par les auteurs. J'ai reconnu, au milieu des quelques avantages de chacun, des inconvénients ou plutôt des imperfections susceptibles de les rendre inefficaces et même dangereux.

C'est donc le résultat d'une observation attentive, d'une étude sérieuse et suivie pendant plus de six années, que je viens offrir à l'honorable société. La question du traitement des exomphales des poulains est plus importante qu'on ne le croit généralement ; on reste bientôt convaincu de sa valeur pratique, si l'on considère qu'il naît annuellement en France 300,496 solipèdes, et dont le 1/20ᵉ environ est affecté d'omphalocèles, c'est-à-dire approximativement 15,248 poulains et muletons, dont la valeur moyenne individuelle n'est pas moins de 200 francs et la valeur totale de 3,049,600 francs. Si l'on considère ensuite que cette infirmité, qui empêche souvent la vente, enlève à l'animal au moins un quart de sa valeur, on voit qu'il en résulte, pour l'agriculture et le commerce, un préjudice annuel de 762,400 francs. Si l'on considère, en outre, qu'un dixième des jeunes animaux affectés d'exomphales succombent à la suite d'engouement de la hernie, d'opération par les procédés anciens et surtout entre les mains d'empiriques dangereux dont nos campagnes fourmillent (1), on voit encore pour l'agriculture une perte annuelle de 304,760 francs. Ainsi donc, au total, la hernie ombilicale, malheureusement trop fréquente, occasionne à l'agriculture et au commerce français une perte de

---

(1) Qu'il me soit permis d'exprimer un vœu à l'honorable Société, c'est celui de voir décréter une loi protectrice de l'exercice de la médecine vétérinaire. Elle rendrait d'immenses services à l'agriculture, car l'empirisme occasionne des pertes considérables de bestiaux, nuit essentiellement à l'amélioration des races domestiques, en empêchant les vétérinaires de se répandre dans les campagnes, en paralysant leurs efforts, en entretenant enfin dans l'esprit des gens de la campagne les habitudes routinières et superstitieuses. Ce qui fait la force de l'empirisme, c'est d'abord le mystère dont il s'accompagne , et ensuite la superstition et la crédulité publiques.

1,067,360 francs, qu'une méthode opératoire sûre et efficace aurait pour effet d'éviter. Je n'exagère pas ces chiffres approximatifs qui sont plutôt au-dessous qu'au-dessus de la vérité. C'est donc en considération d'un tel état de choses et profondément pénétré de l'importance de cette question, que j'ai entrepris des essais, des études à ce sujet.

Trouver un moyen véritablement chirurgical, d'une appréciation toute mathématique, solide dans son application, sans danger dans ses conséquences, et suivi constamment d'une prompte guérison, tel a été le but que je me suis proposé et que je crois avoir atteint; la Société, du reste, va en juger par la description de mes instruments, le détail du manuel opératoire, et les faits de guérison que je vais avoir l'honneur de lui exposer plus loin.

FORMATION ET CONSTITUTION DE L'OMPHALOCÈLE.

L'exomphale ou hernie ombilicale se forme ordinairement peu de temps après la naissance. Elle est constituée, comme on le sait, par le passage d'une portion plus ou moins grande d'intestin, d'épiploon, à travers l'ouverture ombilicale, qui a résisté à la cicatrisation après la rupture, quelquefois violente, du cordon ombilical, ou bien parce que la cicatrice, manquant encore de consistance, a cédé plus tard au poids des intestins et aux contractions énergiques des muscles abdominaux, surtout du lombo-abdominal (transverse), dans le cas de constipation opiniâtre, affection assez ordinaire chez les très-jeunes poulains, et qui a été la cause la plus fréquente, pour ne pas dire unique, des hernies ombilicales que j'ai observées sur ces jeunes animaux.

On sait, en effet, que le tissu fibreux qui constitue l'ombilic est doué de peu de vitalité et qu'alors il se couvre lentement des bourgeons charnus de la cicatrisation; une anse intestinale s'engage par cette ouverture béante ou mollement fermée, en poussant devant elle une duplicature du péritoine, puis la peau, de manière à figurer à l'extérieur une tumeur arrondie. Cet accident se produit d'autant plus facilement qu'il est favorisé, en cas de constipation ou d'épreintes diarrhéiques, par la pression, sur les intestins, des parois abdominales contractées et par la traction exercée sur toute la ligne blanche par l'insertion des fibres des muscles transverses, traction qui tend à dilater l'ouverture ombilicale et à rompre même les adhérences encore faibles d'une première cicatrisation. — Il y a donc là une double action.

En résumé. — L'exomphale consiste dans une ouverture à l'ombilic arrondie ou en forme de fente longitudinale, et le passage à travers cette ouverture d'une anse intestinale ou d'une partie épiploïque, et enfin en deux sacs herniaires, rarement distincts, souvent confondus, l'un péritonéal, l'autre cutané.

But de l'opération. — L'opération doit donc alors consister 1° à faire rentrer dans l'abdomen les parties viscérales herniées; 2° à déterminer l'obturation de l'ouverture ombilicale; 3° à faire disparaître ou tomber en escarre les deux sacs herniaires.

EXAMEN DES MOYENS PROPOSÉS PAR LES AUTEURS. PERFECTIONNEMENTS DONT ILS SONT SUSCEPTIBLES.

Je vais examiner maintenant si les moyens préconisés jusqu'ici peuvent, dans tous les cas et sans danger, remplir les indications que je viens de relater. Je signalerai consciencieusement et sans esprit de prévention les avantages et les inconvénients de chacun, car c'est l'essai que j'en ai fait qui m'a conduit à la découverte des moyens que j'emploie aujourd'hui, que je propose à mes confrères, et que j'ai l'honneur de soumettre actuellement à l'appréciation de l'honorable Société. Cet examen nécessaire me permettra d'établir entre eux la comparaison de laquelle ressortira d'une manière évidente la supériorité de mon nouveau procédé chirurgical. Il ne suffit pas, comme l'a dit M. Mignon, de prouver qu'un nouveau moyen de guérir *est excellent;* il faut

justifier qu'il *est le meilleur*. La théorie ne peut, à priori,
que me donner raison. mais les faits que j'aurai l'honneur
de rapporter et qui l'appuient d'une manière formelle me
donneront définitivement gain de cause; d'ailleurs, loin de
redouter le contrôle de l'essai, je l'appelle sur les méthodes
de guérison que je propose.

Guérison spontanée. — Lorsque la tumeur herniaire est
peu volumineuse, que l'ouverture est très-étroite, elle est susceptible de se réduire et se passer d'elle-même avec l'accroisse-
ment de la bête. — Le régime du sec, qui, en dilatant
les gros intestins, les fait se répandre vers la région ombilicale, d'où ils chassent les intestins grêles, peut amener, la
guérison de l'exomphale. — Aussi l'ai-je vue disparaître
quelquefois chez les poulains après le sevrage, et jamais
pendant l'allaitement. La gestation peut aussi produire la
guérison de l'omphalocèle; j'ai vu une exomphale assez
volumineuse chez une jeune jument disparaître pendant le
cours de sa première gestation, phénomène facile à ex-
pliquer ici. C'est la matrice qui, par le fait de son accroisse-
ment considérable et de son poids énorme, vient, après
avoir basculé du bassin dans l'abdomen, en occuper les
régions inférieures. c'est-à-dire la place des intestins grêles;
ceux-ci, chassés de la région ombilicale que couvre l'uté-
rus, refoulés en avant, ne peuvent plus s'engager par
l'anneau ombilical, qui alors s'obstrue.

Mais on n'est pas toujours aussi heureux. La hernie
s'engoue parfois, soit pendant les efforts, les sauts auquels
se livrent les jeunes animaux, soit pendant le travail lorsque les bêtes sont plus âgées; alors la hernie s'étrangle et
occasionne la mort. D'autres fois ce sont deux crottins durs
et moulés qui produisent l'étranglement; tombés l'un après
l'autre dans le sac herniaire, ils se trouvent ensuite disposés pour en ressortir ensemble, mais en vain, par
l'ouverture trop étroite de l'ombilic. J'ai connu des animaux chez lesquels le colon flottant faisait hernie, et qui
ont succombé dans cette dernière circonstance. Cette variété

de hernie est la plus dangereuse; heureusement elle est la plus rare (1).

PROCÉDÉS DES AUTEURS.

Compression par le bandage. — Le bandage n'est susceptible de réussir qu'autant que la hernie est, à son début, peu volumineuse, et que l'ouverture ombilicale est étroite. Mais si la tumeur est grosse, si l'ouverture est grande, il ne faut point appliquer le bandage, qui, le plus souvent, ne guérit point, et qui, dans tous les cas, doit rester longtemps, gêne beaucoup les animaux, les empêche de se coucher et les fait maigrir; il entame la peau vers les flancs et sur les reins, et laisse souvent pour trace une ligne circulaire de poils blancs. Aux foires de Lainsecq, si nombreuses en jeunes bêtes chevalines, j'ai vu plusieurs fois des jeunes poulains portant une exomphale et cette ceinture de poils blancs attestant l'application inefficace du bandage. Car, en effet, il est nécessaire, pour obtenir une guérison, que le bandage qui reste de 50 à 65 jours soit serré afin que le tampon ne se dérange pas et soit toujours comprimé sur l'ouverture ombilicale, de manière à empêcher l'intestin de redescendre. Or, après le repas de l'animal, ou pendant le décubitus, le bandage n'est plus assez grand, serre trop l'animal, gêne la respiration outre mesure ou le force à se relever. Aussi les poulains qui ont

---

(1) J'ai été appelé, dans le courant de 1858, chez le sieur Barjot, de Forges, commune de Bouhy (Nièvre), dans un cas d'engouement d'exomphale, accompagné de violentes coliques. La tumeur avait acquis le volume des deux poings; elle était dure et impossible à réduire. Avant de recourir au débridement, opération toujours dangereuse, je saignai l'animal et lui administrai des breuvages laudanisés; ce qui eut pour effet de relâcher les fibres, d'engourdir la douleur; en même temps j'appliquai, sur la région ombilicale, des cataplasmes émollients très-chauds et réitérés souvent. La bête devint plus calme, et, au bout de quelques heures, la tumeur herniaire était moins dure, et, après l'avoir malaxée, je pus la réduire.

porté un tel bandage plusieurs semaines sont-ils ordinairement maigres, rabougris. D'un autre côté, les bandages dont on trouve la description dans les auteurs, et notamment dans d'Arboval (t. II, p. 314), ont le grave inconvénient de manquer de fixité ; le tampon est alors susceptible de se déplacer, d'abandonner l'anneau ombilical, qui alors donne de nouveau passage à l'intestin. C'est aussi le principal inconvénient que signale M. Perosino dans le bandage du professeur Massiéra.

Dans le bandage où des liens fixés à la sangle-ceinture vont en se croisant sous le poitrail embrasser l'encolure, le tampon manque surtout de fixité. Quand l'animal baisse la tête, le tampon glisse en arrière, attendu que les liens inférieurs sont relâchés et les supérieurs bandés ; car, en raison de la forme de l'abdomen, la sangle qui porte le tampon a continuellement une tendance à glisser en arrière. La croupière, dont parle d'Arboval, n'a point pour office, comme cet auteur le pense, d'empêcher le haut de la sangle de glisser du côté de la région cervicale, tendance qui n'existe pas ; la croupière agit seulement en procurant au tampon plus de fixité dans le sens latéral en empêchant le mouvement de rotation de la ceinture. L'usage du bandage m'a fait reconnaître les inconvénients que je viens de relater.

D'Arboval fait peu de cas du bandage, mais il n'est pas à dédaigner dans quelques circonstances exceptionnelles ; ainsi, quand il y a des adhérences, ou quand le propriétaire refuse l'opération, on peut, si la hernie est récente, peu volumineuse, employer le bandage avec chances de succès.

Trois conditions, la solidité, la fixité, l'élasticité, étaient donc à rechercher pour que le bandage eût des chances d'efficacité ; on verra plus tard si je suis parvenu à les réunir dans cet appareil, ou si ce n'est qu'un heureux premier pas.

Procédé par ligature.—Ce procédé consiste, comme on

le sait, après avoir fait rentrer l'intestin, à lier le sac herniaire avec une ficelle bien cirée et formant le nœud de la
saignée et à serrer de manière à intercepter la circulation
et, en conséquence, déterminer la mortification et la chute
du sac herniaire. Mais, dit d'Arboval, cette chute est souvent prématurée ; elle a presque toujours lieu avant qu'il y
ait adhérence suffisamment solide des parois du sac herniaire. On peut se dispenser de tant serrer, en ayant soin
de traverser avec une cheville en fer le sac herniaire au-
dessous de la ligature pour l'empêcher de descendre. Mais,
néanmoins, il est facile de voir à priori que cette opération,
que je n'ai jamais mise en pratique, est dangereuse. J'ai
vu un poulain qui a succombé à la suite de cette opération
pratiquée par un empirique (1). Et, d'ailleurs, en cas de
réussite, la plaie qui en résulte doit être large, irrégulière,
profonde, à cause des plis nombreux de la peau, et la cicatrice qu'elle laisse ne peut qu'être grande et étoilée.

Procédé par le casseau. — On emploie pour ce procédé
un casseau concave et non convexe du côté de l'abdomen
comme le recommande d'Arboval ; car, étant convexe, il
reste deux bouts de peau aux extrémités de la cicatrice. Les
casseaux ne doivent pas être trop serrés, et, pour éviter
qu'ils ne descendent, on traverse le sac herniaire, non pas
par une seule cheville, mais bien par trois immédiatement
au-dessous des casseaux. Mais le poids du casseau que re-
pousse encore le gonflement inflammatoire l'éloigne de plus
en plus de l'ouverture ombilicale sur laquelle il n'exerce
plus alors une compression suffisante ; et, d'ailleurs, le
casseau excorie le fourreau, donne prise aux objets extérieurs, gêne beaucoup le poulain, qui cherche à l'arracher
avec ses dents, l'empêche de se coucher ; et, dans le décubitus sternal, le casseau, à cause de sa longueur et de sa
grosseur, se trouve dévié de sa position, ce qui exerce sur

---

(1) Chez Guilleron, des Côtes, commune d'Entrains, par l'empirique Fou-
bard.

une peau mortifiée une traction pouvant être suivie d'un déchirement funeste. Un poulain, opéré par un châtreur au moyen du casseau, est mort, dans cette circonstance, le deuxième jour de l'opération, les intestins s'étant répandus au dehors (Leblanc des Guittons, commune de Perroy, Nièvre).

La chute du sac herniaire par ce procédé a lieu ordinairement du huitième au dixième jour; elle est plus tardive quand on se sert des chevilles, car on serre moins les branches du casseau.

Voici les améliorations que je propose à ceux qui sont habitués à se servir de ce procédé et qui tiendraient à s'en servir encore, c'est de placer, comme je l'ai déjà dit, au-dessous du casseau trois brochettes au lieu d'une seule cheville, et de fixer à chaque extrémité du casseau deux cordons qui, embrassant le corps, viennent s'attacher l'un à l'autre sur les reins. Ce perfectionnement a l'important avantage d'assurer au casseau plus de solidité et une compression salutaire sur l'anneau, et à l'opération plus de chances de succès. Mais le casseau a toujours l'inconvénient de blesser le fourreau chez les poulains, et ce procédé m'eût été d'un usage sinon impossible, mais au moins très-difficile, sur des poulains dont l'exomphale était, pour ainsi dire, dans le fourreau. J'ai remplacé très-avantageusement le casseau par une presse ombilicale, dont je donnerai plus loin la description.

Procédé par la suture. —Il y a plusieurs modes de suture.

1° *Suture de M. Delavigne.* —Elle consiste à saisir la peau et le sac herniaire de manière à former un pli longitudinal que l'on traverse le plus près possible des muscles avec un carrelet enfilé de fort fil ciré, repassé ensuite en sens contraire et plusieurs fois. On réunit ensuite les deux chefs de la ficelle que l'on serre fortement de manière à froncer la peau.

On conçoit tout ce qu'il y a de dangereux dans ce manuel

opérateur; car, pendant une telle opération, l'animal, se sentant traverser la peau par l'aiguille, ne manque pas de se livrer à des mouvements plus ou moins violents pendant lesquels l'intestin revient brusquement dans le sac herniaire, où il peut être blessé par l'aiguille imprudente de l'opérateur. D'ailleurs, une telle suture, que rien ne guide, doit être longue et difficile à exécuter et, dans tous les cas, ne peut être qu'irrégulière, et c'est de la régularité de cette suture que dépend la régularité de la cicatrice. Rien ici non plus n'exerce sur l'anneau ombilical une compression salutaire qui maintienne rentré dans l'abdomen l'intestin, qui alors s'engage par l'ouverture, presse sur la suture, allonge la peau ordinairement souple dans cette partie et y forme un nouveau sac herniaire.

D'autres fois le fil se pourrit, et le sac herniaire, dans lequel la circulation n'a pas été complétement interrompue, continue à vivre sous forme d'appendice à l'ombilic. **M.** Delavigne assure que la chute du sac herniaire a lieu ordinairement vers le dixième jour.

2° *Suture Mangot.* — Dans ce procédé, on se sert, comme on le sait, d'une plaque de plomb percée, dans son milieu, d'une fente par laquelle on fait passer, sous forme de pli longitudinal, le sac herniaire tout entier, que l'on fait maintenir par un aide, pendant que l'on opère la suture au ras de la plaque. On empêche la rentrée de ce pli en le traversant avec *deux chevilles en bois,* presque aux extrémités de la suture. On maintient la plaque par quatre cordons s'échappant de ses angles et s'attachant sur les reins. Tel est le procédé Mangot; il a l'avantage de faire obtenir une suture plus régulière et la compression dont j'ai signalé l'excellent effet.

M. Hamon, vétérinaire à Lamballe, a perfectionné le procédé de **M.** Mangot en supprimant les chevilles pour placer, parallèlement à l'ouverture de la plaque et au pli de la peau, deux chevilles réunies à l'aide de la suture dite enchevillée. Ces chevilles et cette suture maintiennent ainsi la plaque très-exactement appliquée sur les parois abdominales. **M. Hamon** assure avoir opéré avec le *plus grand succès trois cents* poulains par ce procédé. Quatre d'entre eux auraient été atteints de tétanos. Dans l'emploi de ce procédé, lorsque l'on traverse une peau vive avec l'aiguille, l'animal se livre inévitablement à des mouvements désordonnés capables de faire lâcher prise à l'aide qui tient le pli de la peau, et d'apporter des dérangements préjudiciables à l'exécution et à la réussite de l'opération. D'ailleurs, la suture à points entre-croisés est rendue d'autant plus difficile que les parois du sac herniaire ne se trouvent pas immédiatement affrontées, attendu que la pression exercée par les bords de l'ouverture centrale de la plaque est insuffisante.

D'un autre côté, la plaque de plomb pèse trop sur les bords de la suture, tend à distendre, à agrandir la peau de cette partie et à former un nouveau sac herniaire; et d'ailleurs, cette plaque, par sa nature, est susceptible de se déformer et parfois même de se déchirer. C'est ce qui est arrivé sur un poulain que j'avais opéré par ce procédé; je fus obligé de mettre un casseau léger à la place de la plaque, afin d'éviter tout accident et d'obtenir la mortification du sac, qu'une suture trop large aurait été impuissante à déterminer.

L'introduction des chevilles en bois, dont parle **M. Mangot**, à travers le pli de la peau, me paraît difficile.

Du troisième au cinquième jour, **M. Mangot** retire la cheville et incise ensuite la peau; c'est là une complication que je crois parfaitement inutile, nuisible et même dangereuse. Pourquoi, en effet, ne pas attendre le détachement et la chute naturels de l'escarre?

J'ai employé plusieurs fois ce procédé, et j'attendais toujours et sans inconvénient le résultat du travail éliminateur, à mon avis, il y a là danger à précipiter les choses.

M. Mignon, dans un rapport sur la plaque Mangot heureusement modifiée par **M. Hamon**, vétérinaire à Lamballe, a indiqué un nouveau procédé qu'il n'a jamais mis en pratique et qu'aucun vétérinaire que je sache n'a essayé d'utiliser. Au-dessus de la plaque de M. Maugot, M. Mignon pense que l'opérateur pourrait placer un casseau à rainures percé de trous de 15 en 15 millimètres, et destiné à faciliter l'application d'une suture à points passés, non pas sur la peau, comme on la pratique dans les rainures de la pince Besnard, mais sur les rainures du casseau lui-même, dans le but d'établir une compression médiate au-dessous de la plaque par le casseau préalablement serré à l'aide de tricoises.

Ce procédé, je n'ai nullement cherché à le mettre en pratique, lui ayant reconnu de suite tous les inconvénients du casseau simple ou chevillé dont j'ai parlé plus haut.

3° *Suture Besnard*. — Excellent procédé opératoire, sûr et sans danger dans son exécution. On se sert de tenettes ou pince pour opérer la suture alors plus facile et plus régulière Mais, l'instrument étant enlevé, rien ne soutient l'intestin, qui, surtout si l'ouverture est grande, pèse sur la suture, distend plus ou moins la peau, selon sa souplesse, et forme un nouveau sac herniaire après et quelquefois avant la chute du premier ; si la suture n'est pas assez serrée, l'adhérence se forme néanmoins, mais, le fil se pourrissant, le sac continue à vivre et ne tombe pas mortifié. D'un autre côté, il y a danger à trop serrer la suture dans l'intention de ne pas déterminer une chute trop prompte du sac et, partant, funeste. Ordinairement le sac herniaire tombe du dixième au quinzième jour. J'ai employé ce moyen ; la suture n'ayant pas été assez serrée et le fil s'étant pourri, le sac herniaire est resté, sous forme d'appendice, à une exomphale de nouvelle formation, ce qui m'obligea à faire une seconde opération (voir le tableau, page 37, n°ˢ 2 et 5).

Quant aux procédés par incision du sac herniaire, je n'en parle pas ; je les regarde comme dangereux et impraticables.

Cautérisation nitrique. — La cautérisation potentielle n'est pas un procédé nouveau, puisque Hertwig la conseille avec l'acide sulfurique dans son traité pratique de matière médicale, 2ᵉ édition, 1840. M. Dayot n'aurait donc fait que substituer un caustique à un autre en préconisant l'acide azotique.

Cette méthode peut être curative ; mais aussi fort souvent la cautérisation nitrique a eu des conséquences fâcheuses et même funestes, comme l'attestent les annales de la science. On conçoit, en effet, qu'il y a danger, imprudence à porter un agent aussi violent sur une tumeur qui, pour me servir de l'heureuse expression de M. H. Bouley, renferme un organe aussi inviolable que l'intestin.

D'ailleurs, jusqu'à présent, on n'a pu, que je sache, poser de règles fixes dans son application. La quantité d'acide à employer par cautérisation doit être de 10, 12, 15 grammes, et il faut une ou deux cautérisations pendant 1, 2 et 3 minutes, et à un intervalle indéterminé. Tout cela est bien vague, comme on le voit ; c'est un véritable tâtonnement qui peut être très-dangereux. M. Sanson, s'appuyant sur un ou deux faits seulement de guérison, croit pouvoir invoquer, en l'absence de règles fixes, le tact chirurgical que donne ordinairement l'habitude. Mais M. Sanson n'ignore pas que le procédé Dayot a été couronné de succès entre des mains inexpérimentées et qu'il a échoué funestement entre les mains habiles de praticiens consommés ; que des vétérinaires ayant d'abord réussi plusieurs fois par ce procédé ont eu à regretter des cas de mort alors que l'habitude aurait dû leur donner plus de justesse, plus de sûreté d'appréciation et d'application ; cela est incontestable (recueil 1850, novembre, page 975, « Accidents arrivés par « l'emploi de la cautérisation nitrique dans le traitement « des exomphales par Paugoué, » *dix-sept guérisons, puis deux cas de mort*).

Le seul avantage de ce procédé, que j'ai employé plusieurs fois et dont j'ai publié un cas de guérison dans le recueil de 1849 (p. 844), est la facilité et la rapidité de son exécution, qui ne nécessite pas l'abatage. Mais, parmi les procédés de guérir, on ne doit pas toujours chercher les plus agréables et les plus expéditifs dans leur application. On doit surtout avoir en vue les conséquences de l'opération, et donner la préférence au procédé qui est susceptible de faire obtenir une guérison plus sûre et dans le moins de temps possible; on doit donc rechercher la brièveté du temps de guérison et non celle de l'opération.

Les inconvénients que la pratique et l'examen des faits consignés dans le recueil m'ont fait reconnaître à ce procédé sont :

1° L'incertitude qui règne dans le nombre, la durée et l'intervalle des cautérisations nécessaires selon la densité et la quantité de l'acide, l'épaisseur de la peau, la grandeur de l'ouverture ombilicale, l'irritabilité du sujet, et principalement selon la propriété plus ou moins réfractaire de la peau à l'action du caustique, état insaisissable et d'une appréciation impossible, qui s'opposera probablement toujours à ce que l'on puisse poser des règles fixes à ce procédé, et doser, en quelque sorte, l'action thérapeutique selon les circonstances; c'est, d'ailleurs, l'opinion de M. Dayot lui-même, car il dit (recueil 1849, p. 778) « que « la quantité d'acide à employer est subordonnée à la « nature des téguments, à cette propriété plus ou moins « réfractaire qui varie d'un sujet à l'autre et que rien « jusqu'à ce jour n'a pu lui faire pénétrer ce secret; »

2° La péritonite, suite de la cautérisation possible des intestins (cas de péritonite mortelle chez Plançon de Villaudoux, commune de Bouhy, Nièvre);

3° Le manque d'uniformité dans la manifestation des phénomènes primitifs et consécutifs qui sont extrêmement variables et qui, dès lors, ne peuvent faire juger du degré de cautérisation;

4° La possibilité d'inflammation gangréneuse de l'anneau ombilical et de l'intestin, et la sortie, par l'ombilic, de la masse intestinale au moment de la chute de l'escarre et

même quelque temps après (Paugoué ; *Sortie des excré-
ments par l'ombilic*, recueil 1850, p. 975) ;

5° L'époque indéterminée et fort irrégulière de la formation et de la chute de l'escarre, formation et chute
toujours subordonnées à l'action inappréciable du caustique : avec des quantités égales du même acide et dans des
conditions en apparence identiques, j'ai obtenu des effets
variables, ce qui est arrivé à plusieurs opérateurs ;

6° La chute hâtive de l'escarre à redouter, escarre que
rien ne soutient, que l'animal peut enlever avec ses dents
et qui, en tombant, laisse l'abdomen ouvert (anonyme,
recueil, 1849) ;

7° La longue durée de la cure et, en cas de non-guérison,
la difficulté d'employer un autre moyen, attendu l'induration de la peau et du tissu cellulaire sous-jacent et les
adhérences que ce procédé détermine ordinairement ;

8° Enfin, en cas de guérison, la largeur et la difformité
qui caractérisent presque toujours la cicatrice.

Dans les faits de guérison obtenus par MM. H. Bouley,
Perosino, Sanson, Charrant et moi, l'escarre s'est détachée
les huitième, dixième, douzième, quatorzième, dix-septième,
vingtième et vingt et unième jour ; tandis que la chute de
l'escarre, les septième, huitième, onzième et quatorzième
jours, a été suivie d'éventration (anonyme, Roche, Lubin,
Paugoué, Weber, etc.).

Parfois la cautérisation paraît insuffisante au bout de
huit jours, et cependant l'escarre se détache quelques
jours après (M. Perosino) ; d'autres fois, il n'y a pas formation d'escarre ; dans d'autres circonstances, elle se
forme, se détache sans que la hernie disparaisse.

M. le professeur Delafond, lors de son dernier voyage dans
la Nièvre, en septembre 1857, a vu des poulains traités et
guéris par la cautérisation nitrique porter à l'ombilic une
cicatrice large, étoilée, en forme de tumeur indurée. J'ai
bien des fois observé de semblables cicatrices.

Je n'ai jamais eu à regretter de mortalité par ce procédé, car j'ai toujours été très-prudent dans son emploi; mais il m'est arrivé plusieurs fois d'échouer complétement; aussi l'ai-je abandonné, d'autant plus que, dans mon voisinage, j'ai vu des cas de péritonite promptement mortelle où la sortie, par l'ombilic et l'épanchement en dehors, de la masse intestinale (Plançon de Villaudoux, commune de Bouhy, et Giraud, d'Étais, Yonne).

Dernièrement (en janvier 1858), dans les environs de Saint-Amand (Nièvre), un empirique s'avisa d'employer l'eau-forte contre une exomphale de la grosseur d'un petit œuf de poule sur un poulain. Aujourd'hui la hernie a le volume de la tête d'un enfant [Relation de M. Benjamin Delafond, vétérinaire à Saint-Amand (Nièvre).]

NOUVELLES MÉTHODES DE GUÉRISON DES EXOMPHALES PAR LE PERFECTIONNEMENT ET LA COMBINAISON DES PROCÉDÉS ANCIENS.

1° *Bandage*. — J'ai dit les conditions que devait réunir un bandage pour avoir de l'efficacité : la solidité, la fixité et l'élasticité; j'ai démontré aussi que, dans plusieurs circonstances, il était la seule ressource du vétérinaire quand des considérations particulières, venant soit du propriétaire, soit de l'infirmité elle-même, s'opposent à l'emploi de toute autre action chirurgicale.

Description. — Le bandage que je propose aujourd'hui se compose d'un double coussin lombo-dorsal, en forme de selle, dont les panneaux, bien rembourrés de crin bouilli, sont doux et élastiques. Des quatre angles s'échappent deux courroies qui sont reçues dans les boucles de deux ceintures, l'une pectorale, l'autre ventrale. La première est en sangle douce croisée, la peau étant susceptible de se pourrir par une humidité prolongée; la seconde est formée, en entier ou à ses deux extrémités seulement, de matière élastique, de fort caoutchouc, de l'épaisseur de 0^m,004 à 0^m,005 lorsqu'il est rétracté. La ceinture du bandage dont je me sers n'est rendue élastique que par deux plaques de caoutchouc solidement adaptées à ses extrémités et ayant $0^m,05$ sur $0^m,10$ et $0^m,006$ d'épaisseur.

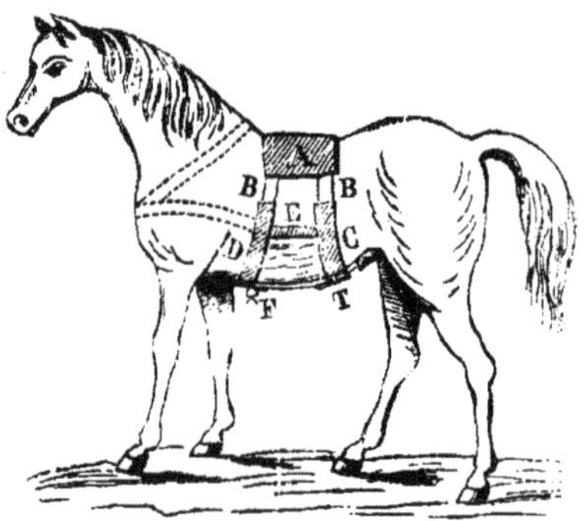

A, coussin dorsal.
B, courroies.
C, ceinture ventrale élastique supportant le tampon.
D, ceinture pectorale.
E, sangle transversale empêchant la ceinture ventrale de glisser en arrière et de blesser les flancs.
F, sangle médiane reliant les deux ceintures et empêchant le tampon de glisser en arrière de l'exomphale.
T, tampon compresseur de la hernie.

Nota. Les lignes ponctuées indiquent l'appareil supplémentaire destiné à rendre le bandage tout à fait solide.

Du milieu de la ceinture ventrale s'échappe une sangle qui, en suivant le plan médian du corps, vient, au moyen de deux courroies, se fixer, vers la région du passage des sangles, à deux boucles que porte juste dans son milieu et à son bord postérieur la ceinture pectorale. Cette sangle médiane, qui par son extrémité postérieure supporte la planchette recouverte du coussin ombilical, a pour office d'empêcher ce même coussin de glisser en arrière et de le maintenir d'une manière constante sur l'ouverture ombilicale. De chaque côté et au niveau des flancs s'échappe de la ceinture ventrale une petite sangle qui, en se dirigeant horizontalement, vient, au moyen de sa courroie terminale, se

fixer à une boucle que porte, à son bord postérieur, le sur-
faix pectoral. Le coussin ombilical devra être large, rem-
bourré de crin, mais cependant point trop épais, car il aurait
moins de fixité, plus de tendance à glisser.

Telle est la description succincte de cet appareil parfaitement simple. Je joins à ce mémoire, et pour l'intelligence
même du sujet, un petit modèle, qui fera mieux comprendre que les lignes ci-dessus la forme de mon bandage.

Maintenant je vais donner une idée des avantages de mon
bandage. J'ai déjà dit plus haut quels étaient les inconvénients des bandages jusqu'alors mis en usage dans la chi-
rurgie vétérinaire, à savoir : manque de fixité du tampon
compresseur de la hernie; état de gêne considérable de
l'animal après le repas ou dans le décubitus, et, comme
conséquence, guérison nulle, incomplète ou très-tardive:
blessure sur le dos, amaigrissement, etc., etc. : il fallait donc
rechercher un bandage qui, sans être trop compliqué, fût
fixe et élastique. J'avais d'abord obtenu ces conditions au
moyen de ressorts en spirale disposés dans l'épaisseur de la
selle; mais cela la rendait nécessairement trop épaisse. J'ai
pensé que la ceinture en caoutchouc était préférable. Elle
est toujours très-immédiatement appliquée sur le corps
malgré ses variations de volume, et cela sans gêner en rien
les phénomènes de la digestion ni les mouvements respira-
toires qui, comme on le sait, ont beaucoup plus d'étendue
du côté des flancs.

Quant à la fixité de tout l'appareil et surtout du tampon,
elle est obtenue, dans le sens latéral, par le fait des deux
longs coussins de la selle, qui emboîtent parfaitement la région dorso-lombaire et s'opposent à un mouvement de rotation. Le coussin ombilical a surtout une tendance conti-
nuelle à glisser en arrière, en raison de la déclivité de la
région; mais la sangle médiane est un obstacle insurmon-
table à ce glissement, attendu qu'elle est fixée à la sangle
pectorale, qui peut être, sans trop d'inconvénients, serrée
davantage, afin qu'elle soit plus fixe; d'ailleurs le volume

plus considérable du corps en arrière du passage des sangles s'oppose à son rapprochement de la ceinture ventrale. Les deux sanglons latéraux ont pour but d'empêcher les flancs d'être entamés par le bord postérieur de la ceinture ventrale et de donner, d'ailleurs, plus de solidité, de fixité à tout l'appareil.

Ainsi donc, par ce bandage, on obtient une compression constante de la hernie, et il n'est point susceptible d'occasionner des blessures sur les reins, le garrot, les flancs, de gêner la respiration après le repas ou dans le décubitus.

Cependant, quand le poulain est d'une grande vivacité, extrêmement souple ou qu'il a le ventre peu volumineux, que la ligne médiane, au lieu d'être convexe, est à peu près droite, la ceinture pectorale est susceptible de se laisser quelque peu entraîner en arrière par la sangle médiane. Dans cette circonstance, on maintient cette sangle en place au moyen d'un appareil de collier ou petite sangle qui supporte une autre sangle transversale, analogue, par sa position, à la bricole des chevaux de diligence, du milieu de laquelle se détache une sangle qui, descendant entre les jambes, vient, au moyen de sa courroie, se fixer à une boucle que porte, dans son milieu et à son bord antérieur, la ceinture pectorale. Je figure, d'ailleurs, par des lignes ponctuées cet appareil supplémentaire, qui est susceptible de servir quelquefois et de rendre l'usage de mon bandage général.

TABLEAU DES GUÉRISONS OBTENUES PAR LE BANDAGE PERFECTIONNÉ.

Le bandage dont je me servais autrefois nécessitait, pour une guérison souvent incertaine, de cinquante à soixante-cinq jours, et encore je n'obtenais guère qu'une guérison sur trois.

Je ne crois pas utile d'indiquer dans le tableau ci-après le sexe des animaux, car je n'ai point remarqué que le sexe eût de l'influence sur le temps de la guérison.

10. Guérisons.

NOM ET DOMICILE des propriétaires.	VOLUME de l'exomphale.	GRANDEUR de l'ouverture ombilicale.	TEMPS au bout duquel a été obtenue la guérison.	OBSERVATIONS.
1. Turpin, de Couloutre (Nièvre).	Œuf de poule.	Laisse entrer le pouce et l'index.	32 jours.	Je faisais donner à ces jeunes animaux une nourriture substantielle sous un petit volume, afin de diminuer le poids des intestins et le volume de l'abdomen, volume dont les variations devenaient, par cela même, moins sensibles.
2. Singeon, de Couloutre (Nièvre).	Id.	Le bout de trois doigts.	34 jours.	
3. Minard, de Ciez (Nièvre).	Id.	Deux doigts.	27 jours.	
4. Martignon, de Ciez (Nièvre).	Gros œuf de poule.	Quatre doigts	41 jours (il y avait adhérence).	
5. Barjot, d'Entrains (Nièvre).	Œuf de poule.	Trois doigts.	28 jours.	
6. Brousseau, de Perreuse (Yonne).	Id.	Id.	35 jours.	
7. Chabin, de Bouhy (Nièvre).	Id.	Deux doigts.	29 jours.	
8. Rebouleau, de Treigny (Yonne).	Petit œuf de poule.	Id.	27 jours.	
9. Vincent, d'Etais (Yonne).	Gros œuf de poule.	Trois doigts.	33 jours.	No 9. Ce dernier poulain avait déjà été traité deux fois infructueusement, par la cautérisation nitrique, par un vétérinaire.
10. Delaflotte, de Labreuille (Yonne).	Petit œuf.	Deux doigts.	32 jours.	

La moyenne du temps de la guérison est donc de 32 jours.

2° *Presse ombilicale destinée à remplacer très-avantageusement le casseau.* — J'ai signalé plus haut les inconvénients du casseau ; voici l'instrument que j'ai imaginé pour le remplacer et qui est *une véritable presse*, d'un emploi commode et surtout très-expéditif. Elle se compose de deux planchettes en bois très-léger (noyer), légèrement courbées dans le sens de leur longueur, ayant 0^m,16 de longueur, 0^m,12 de largeur et 0^m,005 d'épaisseur. Ces planchettes, espèces de casseaux d'une forme particulière, sont enchâssées, par leurs extrémités, dans une coulisse en fer, où elles sont retenues par un petit boulon fixé dans la planchette et glissant latéralement dans une ouverture que porte la branche inférieure

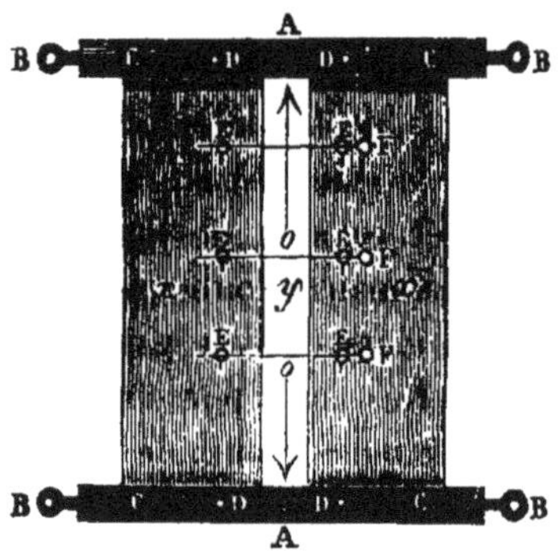

A, coulisses en fer.
B, vis à anneau.
C, rainures.
D, petit piton.
E, petits pitons à boucles.
F, aiguilles pour traverser et fixer le sac.
x, planchettes.
y, ouverture par laquelle on introduit le pli du sac herniaire.

de la coulisse. Ces coulisses sont munies de vis, une à chaque extrémité, et destinées à rapprocher les branches de la presse après l'introduction, entre elles, du sac herniaire. Sur leurs faces inférieures, ces planchettes portent chacune trois pitons qui se correspondent et qui sont destinés à donner passage à trois aiguilles introduites transversalement dans le pli de peau (sac herniaire) engagé et comprimé entre les deux planchettes, afin de le fixer et d'en empêcher la sortie. Cette presse pèse 225 grammes.

Emploi de la presse. — Je m'assure tout d'abord de l'état de la hernie ; je coupe les poils qui recouvrent la tumeur, et, afin de la délimiter d'une manière indélébile, je fais, après avoir mis le tord-nez, le tour de la tumeur à sa base, au moyen d'un cautère en lame ; enfin je prépare, j'abats et j'assujettis l'animal avec les précautions indiquées plus loin, page 245. Le sujet étant abattu et mis sur le dos, le derrière un peu élevé, afin que la masse intestinale, étant refoulée en avant, abandonne la région ombilicale ; alors le sac herniaire se vide de lui-même de l'anse intestinale engagée par l'ombilic et reste flasque. Je saisis cette peau que je fais rouler sous mes doigts, je la pince longitudinalement avec le pouce et l'index de la main gauche, et j'engage le sommet du pli formé dans l'écartement des branches de la presse que tient et dirige la main droite, qui alors s'empare de ce pli qu'abandonne alors la main gauche pour, en saisissant les deux planchettes, les rapprocher sur la peau ; alors on s'empresse, avec la main droite, de serrer les vis jusqu'à ce que la peau soit légèrement comprimée, c'est-à-dire que l'écartement des branches soit égal à l'épaisseur du sac herniaire. C'est dans cet état que, avec les doigts, j'opère sur le pli une traction jusqu'à ce que tout le sac herniaire soit en dehors des branches, ce qui est indiqué par la ligne de démarcation tracée par le cautère, car, pour que la guérison soit complète, il faut que le sac herniaire tombe tout entier. Lors donc qu'il est engagé régulièrement entre les branches, je serre la vis de manière à le comprimer légèrement ; je passe ensuite les trois brochettes de fer par l'ouverture correspondante des pitons, auxquels je les fixe par une extrémité seulement, au moyen de fil. Quatre rubans solides sont fixés aux boucles des quatre vis de la presse et viennent s'attacher un à un sur les reins, où, pour éviter toute blessure, se trouve un petit coussin de crin, d'étoupes ou de balles. Lorsque l'animal est relevé, je serre de nouveau les rubans de manière à ce qu'ils soutiennent la presse, peu pesante d'ailleurs, et la fassent coller, pour ainsi dire, contre le ventre.

Des phénomènes inflammatoires se déclarent bientôt, et la mortification de la peau arrive au bout de six à huit jours, et le sac herniaire tombe du neuvième au douzième jour; mais les phénomènes dont cette opération est suivie ont tellement de ressemblance avec ceux que j'ai observés à la suite du nouveau procédé que je vais avoir l'honneur de faire connaître tout à l'heure, que je ne crois pas devoir les consigner ici.

Avantages. — Les avantages de ma presse ombilicale sont de ne point gêner considérablement l'animal comme le casseau, de ne point blesser le fourreau chez les poulains, d'exercer une compression salutaire sur l'anneau ombilical, d'être plus solide et moins susceptible d'être enlevée par la dent de l'animal, enfin d'offrir moins de prise aux obstacles extérieurs. D'un autre côté, la peau est plus régulièrement et fortement comprimée que dans le casseau, ce qui rend la chute du sac herniaire moins hâtive et moins dangereuse; car, ici, la peau se coupe d'elle-même par l'étranglement inévitable occasionné par la presse, tandis que, dans le casseau, le plus souvent c'est l'intensité de la compression qui en détermine la mortification et la chute.

Cependant je ne trouvais pas cette presse encore assez légère, assez fixe, assez solide dans son application et pouvant encore gêner l'animal; j'éprouvais encore trop de difficulté à introduire le pli du sac entre les jumelles, à cause de leur largeur. C'est en cherchant à la perfectionner sous tous ces rapports que j'ai découvert un moyen sinon plus prompt, mais plus rationnel encore dans son application, moyen que j'emploie actuellement avec un succès constant et qui réunit au plus haut degré les conditions de légèreté, de parfaite application et de grande solidité, comme j'aurai l'honneur de le démontrer plus loin.

Néanmoins j'ai cru utile de donner en ce mémoire la description de cette presse ombilicale et les détails de son usage pour ceux qui la trouveraient d'un emploi plus facile et plus expéditif, car elle est aussi très-efficace.

GUÉRISONS OBTENUES PAR LA PRESSE OMBILICALE.

1° *Vincent, de la Buxière, commune de Treigny (Yonne).* — Pouliche portant une exomphale du volume du poing, parfaitement réductible par le taxis, laissant entrer par l'ouverture ombilicale l'extrémité des cinq doigts réunis; peau un peu épaisse; chute de l'escarre le douzième jour; guérison parfaite le vingt-deuxième jour.

2° *Bardot, de Commecy, commune de Saimpuits (Yonne).* — Poulain. Omphalocèle réductible, de la grosseur d'un œuf de dinde, allongé de haut en bas, conoïde; ouverture ombilicale étroite, de la largeur d'une pièce de 1 franc; chute du sac herniaire le dixième jour; guérison le dix-neuvième jour.

3° *Marlot aîné, des Marlots, commune de Bouhy (Nièvre).* — Poulain dont l'exomphale a le volume d'un œuf ordinaire; l'intestin se laisse facilement refouler dans l'abdomen; l'ouverture ombilicale, allongée en forme de fente, permet l'introduction de deux doigts; chute de l'escarre au bout de neuf jours; guérison complète le dix-huitième jour.

4° *Gauchot, de Verrière, commune de Saimpuits (Yonne).* — Poulain. Hernie ombilicale réductible, du volume d'un bon œuf de poule; anneau ombilical donnant facilement entrée à l'extrémité du pouce et de l'index réunis; chute de la peau le neuvième jour: guérison entière le vingtième jour.

En résumé, moyenne de la chute du sac herniaire, dixième jour; moyenne du temps de guérison, vingtième jour.

3° *Nouveau procédé perfectionné.* — Le procédé que je propose aujourd'hui est en quelque sorte la combinaison des

procédés Besnard et Mangot, très-utilement modifiés. J'ai
réuni les avantages de chacun, en ayant soin d'en éviter les
inconvénients, par d'importantes modifications apportées et
dans la forme des instruments et dans le manuel opératoire.
Ce n'est qu'après bien des réflexions et beaucoup d'essais
que je suis parvenu à le perfectionner au point de le rendre
d'une application sinon plus expéditive, mais facile, solide
et suivie constamment d'une prompte, sûre et complète guérison. Non-seulement la pratique révèle d'une manière évi-

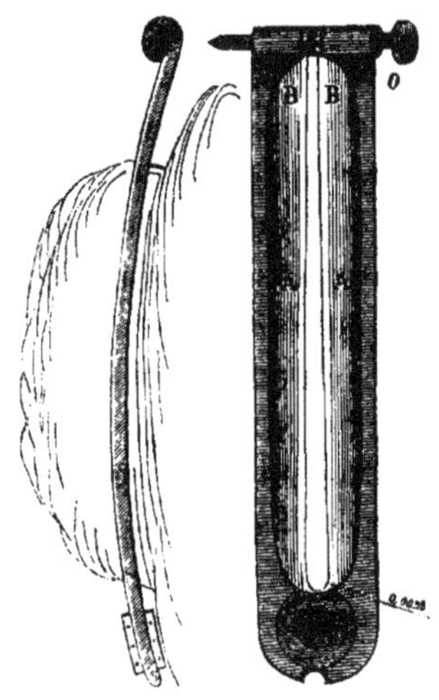

A, évasement permettant de rapprocher la suture le plus près possible
   de l'abdomen.
B, écartement des branches de la pince, dans lequel on introduit le pli
   du sac herniaire; écartement de 2 millim. 1/2 vers la charnière, et
   se terminant à zéro vers la vis quand l'instrument est fermé, bien
   entendu.

dente l'efficacité, l'innocuité de ma méthode de traitement,
mais, à priori, la théorie en démontre incontestablement
tous les grands avantages. Je vais d'abord décrire les instruments dont je me sers et leurs accessoires, puis le manuel
opératoire; enfin les soins généraux dont les animaux opérés doivent être l'objet, les phénomènes primitifs et consé-

cutifs de l'opération. Je terminerai par la discussion de ma
méthode comparée aux autres procédés et signalerai les
avantages que l'on peut en retirer dans l'enseignement et la
pratique de la médecine vétérinaire; enfin j'exposerai les
faits de guérison obtenus.

INSTRUMENTS POUR L'OPÉRATION DE LA HERNIE OMBILICALE.

1° *Pince ombilicale*. — Elle se compose de deux branches
articulées en compas, à la manière de l'ancien pied mé-
trique, aplaties de dessus en dessous, courbes dans le sens
de leur longueur et non pas droites comme les branches de
la pince Besnard. Par cette disposition, elle s'adapte plus
intimement sur la région ombilicale et n'a pas l'inconvénient
de laisser un bout de peau non cousu à chaque extrémité du
pli longitudinal. Ces deux branches ont $0^m,20$ de longueur,
$0^m,005$ d'épaisseur, et ensemble, en largeur, $0^m,040$. Leurs
extrémités libres sont arrondies et percées d'un trou qui
donne passage à une vis qui ne s'engrène qu'avec une seule
branche. Cette vis est destinée à rapprocher et maintenir les
deux branches, et, condition essentielle qui n'existe pas
dans la pince Besnard, c'est que, l'instrumeut étant fermé,
les deux branches laissent entre elles un écartement de
$0^m,002$ à $0^m,003$ environ près de la charnière, un peu moins
que l'épaisseur des parois adossées du sac herniaire que doit
comprimer l'instrument, écartement qui se termine à zéro
à l'extrémité, du côté de la vis. Cette disposition a pour but
et pour effet de reporter une plus égale compression sur le
pli du sac herniaire, car évidemment, sans cette disposition
de l'instrument, la peau serait tropf ortement comprimée et
comme broyée du côté de la charnière, tandis qu'elle le serait insuffisammeut du côté de la vis, circonstance qui aurait
le grave inconvénient non-seulement de nuire à l'exécution
de la suture, mais encore d'être susceptible de compromettre
la guérison, en déterminant la mortification complète et un

détachement trop prompt dans cette partie du sac herniaire, tandis qu'il eût été trop tardif à l'autre extrémité.

Un évasement longitudinal se trouve pratiqué sur la face convexe de l'instrument, ce qui permet de rapprocher le plus près possible de l'abdomen la suture, qui se confond, pour ainsi dire, avec la ligne qui éprouve la compression des bords internes de l'instrument et où s'opérera plus tard la tranchée entre le mort et le vif. Par la pince Besnard la suture se trouve encore bien éloignée de l'abdomen et la partie comprimée bien large.

Au moyen de ma pince ombilicale, on pratique régulièrement et sûrement la suture du sac herniaire en dehors de la pince, au ras de l'évasement dans lequel glisse l'aiguille, d'autant plus facilement que sa courbure se moule, pour ainsi dire, sur l'évasement même. Cette manière d'exécuter la suture permet de la régulariser. On l'obtient non-seulement régulière, mais également serrée dans tous ses points, car on tire sur les aiguilles jusqu'à ce que le fil s'applique exactement sur la peau; tandis que la suture faite au moyen de la pince Besnard n'étant pas apercevable, il ne faut s'en rapporter qu'à la traction exercée sur les aiguilles pour juger de l'intensité du serrement des points; le fil, pouvant se vrillonner dans l'intérieur de la rainure, d'ailleurs profonde, peut tromper, à cet égard, le tact de l'opérateur et faire obtenir des points inégalement serrés.

2° *Plaque ombilicale.* — En même temps que je démontrais les inconvénients du procédé Mangot, j'expliquais aussi pourquoi la plaque de plomb, par sa pesanteur et la faculté de sa déformation, ne pouvait remplir avantageusement le but qu'on se propose dans ce procédé. J'ai donc dû chercher à remplacer, dans cette plaque, le plomb par un métal plus résistant et moins susceptible de déformation, mais qui, cependant, ne s'altère pas d'une manière sensible étant en contact avec les tissus organiques. J'ai dû choisir le zinc de moyenne épaisseur pour confectionner une plaque de $0^m,14$ de longueur sur $0^m,11$ de largeur, percée de quatre trous ronds, un à chaque angle, et portant dans son milieu une ouverture longitudinale de $0^m,12$ de longueur sur $0^m,005$ de largeur à chaque extrémité et $0^m,006$ au milieu.

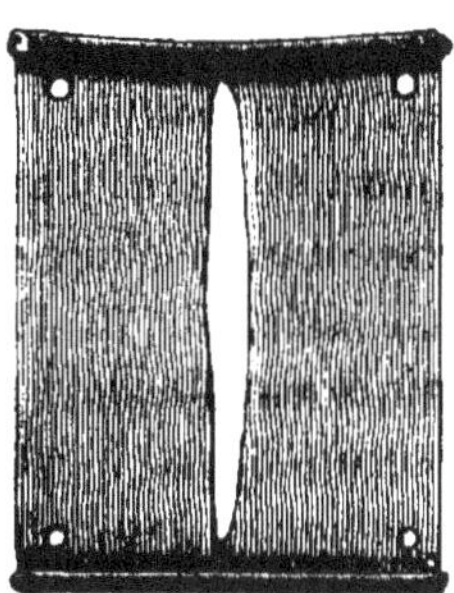

Aux deux bords antérieur et postérieur est enroulée une petite tringle en fer recourbée en crochet à ses deux extrémités, laquelle empêche la plaque de se déformer et surtout de se partager dans son milieu à l'endroit de la fente longitudinale. Cette plaque pèse **90** grammes; elle est donc, comme on le voit, d'une très-grande légèreté, tout en étant d'une suffisante solidité. C'est par l'ouverture centrale que j'introduis le pli du sac herniaire après la suture faite.

3° *Plaque ombilicale perfectionnée à ouverture centrale variable.* — Ayant eu à opérer des poulains qui déjà avaient supporté infructueusement la cautérisation nitrique, je ne pouvais introduire le sac herniaire, dont les parois étaient très-épaissies et indurées, par la fente de ma plaque. D'autres fois, c'est le nœud de cicatrice, qui se trouve assez souvent au sommet de l'omphalocèle de plusieurs poulains, qui s'oppose à cette introduction. C'est pourquoi j'imaginai une plaque en zinc composée de deux jumelles glissant sur deux tringles par leurs extrémités et pouvant être rapprochées à volonté au moyen d'un écrou à oreilles tournant sur un pas de vis aux extrémités de chaque tringle. Par le fait de ce perfectionnement, on peut donner à l'ouverture centrale la largeur désirable pour permettre l'introduction facile du sac herniaire quand il est épaissi ou induré, naturellement ou par suite d'une opération antérieure. On attache les rubans suspenseurs aux écrous à oreilles ou on les passe dans des

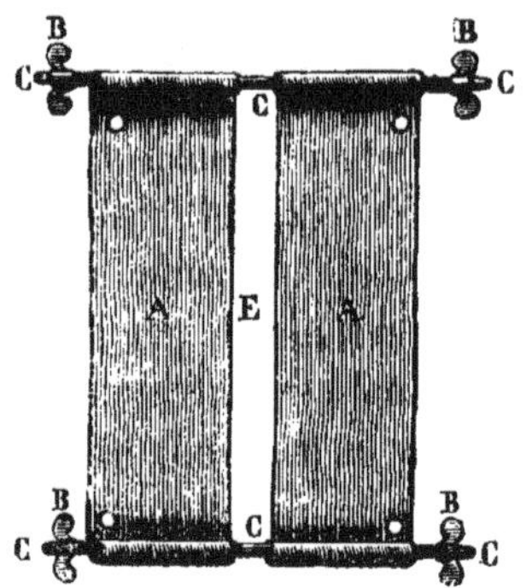

A, jumelles eu zinc ayant un petit canal à leur extrémité.
B, écrous à oreilles destinés à rapprocher les jumelles.
C, tringles avec pas de vis à leurs extrémités.
E, Ouverture variable pour l'introduction du sac herniaire.

trous comme dans la plaque ordinaire. La plaque à ouverture variable pourrait, en raison de sa légèreté, remplacer avantageusement la presse ombilicale; mais il est toujours préférable et plus sûr de faire, au préalable, la suture du sac herniaire au moyen de ma pince.

MANUEL OPÉRATOIRE.

J'opère autant que possible le matin, pour éviter les mouches et la grande chaleur, car c'est ordinairement durant l'été que je pratique l'opération, afin que les poulains puissent être guéris à l'époque de la vente, en octobre et novembre. L'animal doit être à jeun; cette précaution rend l'abatage moins dangereux et le sujet plus à l'aise lorsqu'il est abattu. Je choisis, pour opérer, un lieu éclairé, un hangar, une grange, parfois l'écurie, si elle est convenable;

mais le plus souvent, dans les campagnes, j'abats le jeune animal dans un verger, sous un arbre dont les branches horizontales servent à soutenir le lacs des entravons; le lieu étant choisi, je fais une bonne litière, avec cette attention qu'elle soit plus épaisse à l'endroit où doit reposer le derrière de l'animal; puis je fais amener le poulain avec sa mère. J'examine alors avec la plus grande attention la hernie; je fais rouler sous mes doigts la peau et le sac péritonéal; je fais rentrer l'intestin par l'ouverture ombilicale, dont j'estime la grandeur en y introduisant un ou plusieurs doigts de la main. Après m'être assuré, par le taxis, de l'état de la hernie, de la facilité de sa réduction et surtout, ce qui est essentiel, de l'absence de toute adhérence de l'intestin avec la poche herniaire, je coupe les longs poils qui revêtent ordinairement la tumeur de l'exomphale; mais, comme l'expérience m'a démontré que, pour que la guérison soit complète, il faut que la portion de peau qui constitue le sac herniaire tombe mortifiée, il est donc, dès lors, important de délimiter exactement la ligne que doit occuper la suture. Autrefois je me servais de ciseaux courbes, mais ce moyen était imparfait; je me trouve parfaitement bien de l'empreinte indélébile que produit le cautère ordinaire en lame conduit prestement tout autour de la base de la tumeur herniaire, de manière, bien entendu, à ne brûler que les poils. On met le tord-nez à l'animal, afin qu'il endure plus patiemment la légère souffrance que produit le rapide contact du cautère. Pour se garantir des coups de pied, on fait lever le membre antérieur correspondant. Par cette délimitation, je suis sûr de prendre autant de peau d'un côté que de l'autre et de faire tomber le sac herniaire tout entier, ce qui est essentiel pour la sûreté d'une cure complète et radicale.

Lorsque la tumeur est ainsi circonscrite par la raie de feu, si l'animal doit être abattu sous un hangar ou dans une grange, je fais disposer sur deux solives deux cordes dont les bouts sont pendants au-dessus de la litière. C'est au moyen de ces cordes, lorsque le sujet est abattu, que je passe rapidement les lacs des entravons par-dessus les solives. Mais parfois les cordes glissent difficilement sur les solives, surtout quand il y a des pailles au-dessus; aussi je trouve beaucoup plus commode d'attacher aux solives et par ces deux extrémités, au moyen de cordes, un fort bois rond par-dessus lequel passent et glissent facilement les cordes. Tout cela est fait pour abréger le temps du décubitus.

Je dispose dans une corbeille ma pince entr'ouverte, plusieurs plaques simples à ouverture centrale plus ou moins grande, et munies de rubans, ou bien la plaque à vis à ouverture variable, surtout si je constate un épaississement de la peau du sac herniaire; deux chevilles de bois ayant une rainure circulaire au milieu; enfin deux aiguilles courbes enfilées de fort fil ciré et dont les extrémités opposées sont liées ensemble. On fait un nœud droit. Alors je procède à l'abatage, d'après les règles et précautions ordinaires. Sitôt le poulain abattu et le nœud du lacs fait, je fixe autour de ce même nœud une plate large que je passe sur une solive, tandis que le lacs des entravons est passé sur une autre ou les deux cordes par-dessus le rouleau, ou les branches horizontales d'un arbre; ce qui est bien vite fait par le moyen des cordes préalablement placées. On met le poulain sur le dos en tirant sur les cordes jusqu'à ce que les membres soient tendus, mais non de manière à le suspendre. On engage encore de la paille sous la croupe afin que, le derrière étant plus élevé, les intestins soient refoulés en avant et dégagent l'ouverture ombilicale. De cette manière, la hernie se trouve réduite d'elle-même ou par la plus légère pression de la main. Le sac herniaire est alors vide, flasque, et, dans cette position, ne reçoit plus l'intestin que dans les efforts violents ou mouvements désordonnés auxquels se livrent certains poulains.

Je me place à ma facilité à gauche ou à droite de l'animal,

peu importe ; mais j'ai soin, toutefois, de faire pencher les jambes du côté opposé pour éviter les coups de boulet ou de grasset sur la tête. Je fais apporter près de moi la corbeille qui contient les instruments, et, après m'être assuré par le taxis que les deux sacs péritonéal et cutané sont complétement vides, je les saisis des deux mains de manière à en former un pli longitudinal que je maintiens de la main gauche et dont j'engage le sommet entre les branches de ma pince, tenue alors de la main droite, qui aussitôt rapproche les branches de la pince et les presse l'une contre l'autre ; la main gauche prend la place de la main droite tandis que celle-ci tourne la vis, afin de maintenir plus solidement le rapprochement des parois du sac sans toutefois les comprimer ; puis alors on exerce, au moyen des doigts des deux mains, une traction vigoureuse sur la portion du sac herniaire engagée dans la pince, et jusqu'à ce que la ligne tracée par le cautère apparaisse longitudinalement de chaque côté, en ayant soin, toutefois, de la faire déborder uniformément à $0^m,001$ ou $0^m,002$; après quoi, on serre la vis jusqu'à comprimer le sac herniaire, de manière seulement à en empêcher l'échappement et à en déterminer un certain engourdissement qui rend la suture moins douloureuse.

Par ce moyen, on le conçoit, il est, je ne dirai pas difficile, mais impossible de pincer l'intestin ou même une partie d'épiploon, attendu que, lorsque l'on engage dans la la pince le pli du sac herniaire, l'ouverture qui y donne passage, étant justement égale à son épaisseur, ne saurait admettre l'introduction d'aucun organe étranger, quels que soient, d'ailleurs, les mouvements auxquels se livre l'animal.

Lorsque le sac herniaire est ainsi fixé entre les branches de la pince ombilicale, je prends les aiguilles et j'opère la suture à points entre-croisés dite des cordonniers, en ayant soin d'espacer mes points de centimètre en centimètre. Je ne serre que légèrement, au point seulement de maintenir le contact immédiat entre les parois adossées du sac, et non de manière à intercepter la circulation. Lorsque je suis arrivé au dernier point de suture, je fais un nœud droit ; j'enlève les aiguilles de manière à laisser aux bouts de fil une longueur de $0^m,10$. Alors je desserre la vis, j'enlève la pince, et j'engage le long pli flasque qui résulte de ma suture dans l'ouverture d'une plaque simple, ouverture qui doit en permettre l'introduction assez facile, mais à frottement. On tire sur le pli jusqu'à ce que l'on aperçoive les points de suture en dessous de la plaque elle-même. Cette plaque, ainsi fixée, serait suffisamment solide ; elle ne peut redescendre d'elle-même, car les cordons supérieurs et les points de suture s'y opposent ; mais, pour plus de sûreté, on peut attacher, à chaque extrémité de la suture et au moyen de bouts de fil réservés à cet effet, une petite traverse de bois portant dans son milieu une rainure circulaire pour le passage de la ficelle ; mais assez souvent je ne les emploie pas, jugeant le sac assez solidement engagé dans la plaque ; d'ailleurs, le gonflement inflammatoire du sac, qui ne tarde pas à apparaître, s'oppose tout à fait au déplacement de la plaque.

Lorsque la peau est épaissie, indurée, la plaque à vis et à ouverture variable est d'une utilité indispensable : on l'ouvre suffisamment, et on la fait glisser avec précaution jusques et immédiatement au-dessous de la suture ; puis on serre les vis jusqu'à ce qu'il y ait seulement contact des bords de la plaque avec la peau. Ici je ne mets jamais de traverses, car la plaque est suffisamment soutenue non-seulement par les points de suture, mais surtout par l'épaississement même du sac herniaire.

Que la plaque soit simple ou à vis, il y a indispensabilité, pour obtenir plus de solidité, une plus exacte application sur la région ombilicale, et une compression efficace sur la hernie, de fixer cet appareil au moyen de cordons s'échappant des quatre angles de la plaque et venant s'attacher un à un sur les reins. On fixe ces cordons de la manière suivante : la plaque étant posée et l'animal encore sur le dos, on engage, sous les reins et le plus avant possible, les deux cordons de telle manière qu'on puisse facilement les saisir du côté opposé, quand, ayant graduellement lâché les cordes, le poulain vient à reposer sur le côté, alors on les lie avec les deux autres cordons. On s'empresse ensuite d'ôter les entravons et de faire relever l'animal. C'est alors que les cordons, ne se trouvant plus tendus, doivent être serrés de manière à faire coller la plaque sous le ventre. Il ne faut pas plus de dix à quinze minutes pour l'exécution de cette opération, sans compter le temps d'abatage ; M. le professeur Delafond en a été témoin pour la pouliche de M. Lerasle, opérée par moi.

Si le poulain est en bon état d'embonpoint, si les muqueuses apparentes étaient rouges avant l'opération, si surtout le poulain s'est livré à des mouvements désordonnés, alors je pratique la saignée. Elle a pour effet d'empêcher un gonflement trop considérable de la région ombilicale, et le jeune sujet d'avoir quelques coliques sitôt après l'opération. On met ensuite l'animal à l'écurie ; s'il y a d'autres poulains avec lui, on enduit les nœuds des cordons, et les cordons eux-mêmes, avec de l'aloès ou de la suie délayée dans de l'huile de chènevis et dont le goût désagréable les empêche de ronger ou de briser les cordons. Mais, si on en a la facilité, mieux vaut mettre à part le poulain seul avec sa mère ; c'est plus prudent.

Assez souvent, et immédiatement après que le poulain est relevé, des borborygmes abdominaux se font entendre ; mais on ne doit avoir aucune idée de gravité sur leur manifestation. Il est bon de laisser à l'écurie l'animal opéré, car, comme généralement il conserve à peu près toute sa vivacité, il pourrait, si on le mettait aux champs, faire rupturer les cordons par des sauts et des efforts violents, ou en s'accrochant à quelque obstacle. Un poulain opéré, dont je parlerai plus loin, s'est pris et débattu pendant près d'un quart d'heure sur une séparation de stalle, sans que rien, heureusement, ne se soit dérangé et n'ait compromis la guérison. Ce qui prouve évidemment l'extrême solidité de mon appareil.

Le plus souvent, je ne recommande aucun soin au propriétaire, si ce n'est de veiller à ce que l'appareil ne se dérange pas. Mais, si l'animal est en bon état, je fais une saignée comme je viens de le dire. J'ordonne le barbotage à la farine d'orge, et, pour éviter la constipation, suite d'une force traumatique même légère, je fais usage du sel de Glauber dans le barbotage, car la constipation, nécessitant des épreintes, nuirait à la réussite de l'opération. Pour peu que le sujet soit irritable, nerveux, qu'il soit livré à des efforts violents, j'administre le laudanum à petite dose, mais continuée, et uni au sel de Glauber dans la boisson ; donné ainsi, il n'a pas l'inconvénient de constiper, il a pour effet de calmer le système nerveux général, d'engourdir la douleur locale, d'empêcher ou d'atténuer les coliques, et, chose capitale, de diminuer les chances de tétanos traumatique.

Les partisans du procédé Dayot ont reproché aux procédés opératoires d'être parfois suivis de tétanos. Observé, il est vrai, deux fois à la suite des procédés Besnard et Mangot, il n'est certainement pas un accident inhérent à ces procédés, mais commun à toutes les opérations chirurgicales qui demandent à l'organisme une certaine dose de douleur, et l'observation me l'a démontré. Je le crois et l'affirme consciencieusement, la cautérisation nitrique occasionne aux poulains une souffrance plus intense et plus prolongée que ma méthode opératoire. D'ailleurs, l'emploi des opiacés, utiles dans toutes les opérations douloureuses, me paraît spécialement indiqué dans la circonstance.

Phénomènes immédiats. — L'animal parfois piétine, se tourmente, ne mange pas ; d'autres fois, et le plus souvent, ne paraît nullement inquiet. J'ai vu quelquefois, mais rarement, de légères coliques se manifester quelques instants après l'opération, mais presque toujours il y a borborygmes. Le jour même de l'opération, au bout de quelques heures, le sac herniaire devient tuméfié, douloureux.

Phénomènes inflammatoires. — Le lendemain, un léger gonflement diffus s'observe autour de la plaque; le sac herniaire est congestionné, chaud, très-douloureux ; sa surface, d'un rouge violacé, est couverte d'ampoules, comme s'il y avait eu application vésicante; léger mouvement fébrile; l'animal mange un peu moins, boit davantage, il ne se couche pas.

Deuxième jour. — L'œdème représentant une section déprimée d'ellipsoïde, dont la plaque occupe le centre, a augmenté de volume; son diamètre transversal est de $0^m,15$ à $0^m,16$, et son diamètre antéro-postérieur de $0^m,20$ à $0^m,25$; son épaisseur, de $0^m,02$ ou $0^m,03$. Le fourreau est parfois aussi le siége d'une infiltration séreuse; le sac herniaire appendu au-dessous de la plaque est moins chaud, il a acquis, par l'infiltration de ses parois, le volume qu'il avait au temps de la hernie; seulement il est fusiforme dans le sens antéro-postérieur; les ampoules de sa surface sont crevées et laissent suinter de la sérosité. L'animal paraît moins souffrir, il commence à se coucher.

Troisième jour. — L'œdème reste stationnaire; le sac herniaire est froid, insensible, les ampoules desséchées; suintement séreux au-dessus de la plaque; l'animal se couche, mange, boit et ne paraît plus s'occuper de son mal.

Quatrième jour. — Même phénomène; le suintement est plus abondant, séro-purulent. On commence à voir que le travail éliminateur s'opère.

Cinquième jour. — Le sac commence par se détacher en plusieurs points, un suintement albumineux s'opère par l'ouverture centrale et s'écoule sur le sac mortifié, lequel assez souvent tombe à la fin du cinquième jour.

Sixième jour. — Le sac ne tient plus que par son centre;

il est vacillant, et finit par tomber complétement; il est fusiforme; ses parois se sont tellement prêtées à l'infiltration albumino-fibrineuse, qu'il est dur, plein, c'est-à-dire sans aucune cavité. La coupe, arborisée de fins vaisseaux, présente une teinte d'un blanc jaunâtre. La plaie, de $0^m,11$ à $0^m,12$ de longueur sur $0^m,04$ à $0^m,05$ de largeur, est rouge, granuleuse, saignante, et présente à son centre soit une légère excavation bordée de bourgeons charnus et dont le fond est jaunâtre, soit des stalactites fibrino-albumineuses, également entourées de granulations rouges et saignantes.

A partir du sixième jusqu'au douzième jour, on panse la plaie avec le vin miellé.

Septième jour. — La plaie est recouverte de croûtes minces ou pellicules d'un blanc grisâtre résultant, sans doute, de la concrétion et du desséchement du pus; les bourgeons charnus s'abaissent et ne forment plus que des granulations.

Enfin je fais continuer les lotions avec le vin miellé jusqu'au douzième jour, époque à laquelle la plaie, ayant rapidement marché vers la cicatrisation, ne présente plus qu'une surface en côte de melon, dénudée de poils et de la largeur de $0^m,01$ à $0^m,015$. Il n'y a plus alors de traces de l'excavation centrale ni de l'œdème; l'animal peut être, dès lors, considéré comme parfaitement guéri et mis aux champs sans inconvénients comme sans danger.

Pendant cette période de temps de guérison, le jeune animal continue de boire, teter et manger à peu près comme à l'ordinaire. J'ai seulement constaté chez quelques-uns un peu de fièvre, d'inappétence, de hérissement des poils et d'amaigrissement; mais, par de bons soins, l'embonpoint est bientôt revenu.

La chute du sac herniaire arrive quelquefois le septième jour, presque toujours le sixième, et rarement le cinquième; dans deux circonstances exceptionnelles, il n'est tombé que le huitième jour. Cette légère différence tient, à n'en pas douter, au plus ou moins d'épaisseur de la peau, et au plus ou moins de largeur de la fente centrale de la plaque dans laquelle la peau, par son infiltration inflammatoire, s'étrangle et se coupe d'elle-même. Il n'y a, plus tard, de trace de l'opération qu'une *ligne de cicatrice*, espèce de raphé médian recouvert et caché par les poils, par conséquent inapercevable pour tous...; les doigts ne retrouvent aucun vestige d'ouverture sous-cutanée à l'ombilic.

La plaque ombilicale perfectionnée à ouverture variable peut, à elle seule, constituer un procédé très-expéditif en s'en servant de la même manière que de la presse ombilicale; elle est moins coûteuse, plus légère, aussi solide et moins gênante pour l'animal.

Comment s'opère l'obturation de l'ouverture ombilicale? — Un célèbre médecin, M. H. D...., membre de l'Académie de médecine, avec lequel je me suis entretenu de ma méthode opératoire, me disait que l'obturation de l'anneau ombilical lui paraissait sinon impossible, mais au moins rare et très-difficile en raison du peu de vitalité et, partant, du peu de réaction inflammatoire du tissu fibreux jaune qui constitue cet anneau, et qu'en faisant tomber un lambeau de peau je la rendais tendue sur la région ombilicale, où elle faisait sur l'anneau toujours ouvert l'office d'un bandage permanent. Il n'en est rien; il n'y a plus, après mon opération, de tumeur apparente, plus de hernie, plus d'ouverture herniaire. Il m'est arrivé, parfois, de n'obtenir d'emblée qu'une demi-guérison qui s'est complétée plus tard; c'est quand le sac péritonéal échappait au pincement et à la suture, alors les choses se passaient de la manière qu'objecte M. D...; l'anneau ombilical ne s'obstruait pas complétement, mais la peau tendue, faisant office de bandage, procurait, plus tard, la guérison **(1)**.

____

(1) En effet, j'ai vu plusieurs poulains chez lesquels, après la disparition de l'engorgement inflammatoire, il restait encore, à l'endroit de

Si, en effet, nous envisageons que, dans mon procédé, il y a affrontement de deux séreuses (sac herniaire interne ou péritonéal) et que l'inflammation des séreuses est d'une nature des plus adhésives et s'accompagne de produits séro-albumineux, puis fibrino-albumineux, qui fournissent un élément obturateur surabondant qui, pressé de toutes parts, et par la plaque et par l'œdème sous-cutané, se densifie dans l'anneau, où il contracte des adhérences intimes ; et d'ailleurs, l'induration qui fait suite à l'œdème du tissu cellulaire ne fournit-elle pas aussi un plastron de renforcement au bouchon fibrino-albumineux central en attendant que les efforts de résorption et de rétractation des bourgeons charnus aient déterminé dans la partie une cicatrisation complète. Le tissu fibreux jaune, qui constitue l'anneau ombilical, prend-il part à l'inflammation ? C'est ce que je ne puis affirmer, mais il est bien probable qu'il s'enflamme dans les limites restreintes de sa vitalité.

J'ai dit plus haut que le sac herniaire était devenu, par l'intensité de l'exsudation albumineuse, un corps plein, dur. Cette exsudation plastique considérable est due, à n'en pas douter, à la présence de la séreuse dans le sac. Eh bien ! le phénomène qui se produit en dessous de la plaque se produit également en dessus, car c'est la même séreuse toujours continue à elle-même qui éprouve l'inflammation. Il n'est donc plus difficile alors de comprendre que, si au-dessous de la plaque il y a effacement d'une cavité, il y ait, au-dessus d'elle et par le même phénomène, obturation de l'anneau ombilical, d'autant plus facilement que la plaque et l'œdème circulaire exercent une pression salutaire sur ce même canal.

Avantages de ma méthode opératoire sur les autres procédés. — Les avantages de ma méthode de traitement sont

---

l'exomphale, une petite tumeur fluctuante ; mais chez tous, au bout de quelques mois, la guérison était complète : quelques jours d'application du bandage herniaire hâteraient assurément la guérison.

tellement évidents, qu'ils ressortent de la description même des instruments et du manuel opératoire.

Nous l'avons démontré : par le bandage, la guérison, quand toutefois on l'obtient, est trop lente ; par les procédés par ligature, suture simple, par le casseau, on obtient seulement, comme dans le procédé Besnard, la réduction suivie d'une contention insuffisante, et il y a danger de léser mortellement l'intestin, d'obtenir une chute prématurée et funeste du sac.

Dans les moyens plus rationnels, comme la suture par la pince Besnard, nous avons reconnu qu'un nouveau sac herniaire était susceptible de se former après la chute du premier, ou sa persistance, sous forme d'appendice à l'ombilic, par la pourriture des points de suture trop mollement serrés ; que la plaque Mangot était trop susceptible de déformation ou de déchirure, et que l'habitude que préconise M. Mangot, d'inciser le sac au ras de la plaque le troisième jour, était inutile et même dangereuse ; qu'enfin le procédé que je fais connaître aujourd'hui est infiniment préférable à la cautérisation nitrique, dont l'emploi est irrationnel et dangereux pour la cure des hernies, parce que son action, incertaine, variable, ne peut être mesurée, et qu'on ne peut la modérer quand elle est trop forte, tandis que, par mon moyen, l'action est toujours égale, l'effet uniforme et les conséquences mêmes.

Dans mon procédé, en effet, l'introduction du pli du sac herniaire entre les branches de ma pince est commode, le pincement de l'intestin impossible ; la compression exercée par la plaque le maintient constamment rentré dans l'abdomen, condition très-favorable à la guérison, car, si l'intestin n'est maintenu par rien, comme après la suture Besnard, il peut, par son poids, rester dans l'anneau, presser sur la suture, distendre la peau. D'un autre côté, la chute du sac, quelque hâtive qu'elle soit, ne peut avoir de danger, car elle ne saurait avoir lieu avant que l'adhérence des parois du sac soit effectuée. Ici, il faut bien le remarquer, la circulation à travers le sac herniaire n'est pas le moins du monde interrompue, tandis qu'elle l'est souvent tout à fait dans la compression trop forte des casseaux, d'une ligature, d'une suture inconsidérément serrées, et que, dès lors, la circulation n'ayant plus accès dans les parois du sac herniaire, celui-ci tombe promptement mortifié avant qu'une cicatrice solide et par première intention n'ait eu le temps de se former entre les lèvres de la plaie ; tandis que, dans ma méthode, les points de suture n'étant point serrés, et il n'y a pas nécessité de le faire, la compression des bords de la plaque étant nulle sur les parois du sac, on conçoit, dès lors, que le sang les traverse encore et qu'elles continuent à vivre ; mais l'irritation produite par les points de suture appelle l'inflammation, et avec elle tout son cortége de symptômes, inflammation adhésive, puisque deux séreuses sont affrontées. Ici l'adhésion commence avant le travail éliminateur, et ce dernier ne peut se terminer qu'après que la première est complète. Bientôt, par le fait de l'inflammation du sac, alors tuméfié, douloureux, et de la suractivité de la circulation à travers ses parois, il s'est formé un étranglement à l'endroit de l'ouverture centrale de la plaque ; par ce fait, la circulation diminue et même s'anéantit ; alors le sac herniaire, perdant sa vitalité, se mortifie, et l'effort éliminateur exerce aussitôt tout son empire et creuse le sillon disjoncteur entre le mort et le vif ; mais déjà et à ce moment même existe un bouchon obturateur qui ferme l'ombilic et qui ne fait que se fortifier jusqu'à la chute du sac.

Utilité dans l'enseignement. — L'opération de la hernie ombilicale se présentant assez fréquemment, il serait donc, dès lors, urgent de l'enseigner d'une manière pratique à l'élève vétérinaire qui, à cet égard, sort bien novice de l'école. Une pince, une plaque, voilà tout ce qu'il faut pour exercer les élèves au manuel de l'opération de la hernie ombilicale, à la cour des opérations, sur les chevaux sacrifiés ; car la peau toujours lâche de l'ombilic se prêtera suffisamment pour permettre de former un pli, de simuler ainsi un sac herniaire et d'avoir une imitation aussi exacte que possible de l'opération, sauf l'absence de réduction par le taxis.

Enfin je termine en résumant les avantages qu'on ne trouve réunis que dans ma méthode de traitement :

1° Facilité d'introduction du pli du sac dans la pince ;

2° Impossibilité de pincer l'intestin ;

3° Suture apercevable, facile à exécuter régulièrement;

4° Solidité de tout l'appareil (suture et plaque) ;

5° Uniformité dans le mode de manifestation des phéno-mènes primitifs et consécutifs;

6° Cicatrice régulière et inapercevable ;

7° Enfin sûreté et rapidité de la guérison.

TABLEAU DES GUÉRISONS OBTENUES PAR LA PINCE ET LA PLAQUE
(31 GUÉRISONS).

(La guérison complète a lieu généralement le douzième jour.)

Nᵒˢ	NOM ET DOMICILE des PROPRIÉTAIRES.	CHUTE du SAC HERNIAIRE.	OBSERVATIONS.
1	Ch. Gilonnier, de Labreuille, commune de Lainsecq (Yonne).	6e jour.	Nᵒ 2. — J'avais déjà opéré ce poulain sans succès par la pince Besnard ; le fil s'étant pourri, le premier sac est resté appendu au-dessous d'une omphalocèle de nouvelle formation.
2	Bardot, de Commecy, commune de Saimpuits (Yonne).	7e jour.	Nᵒ 5. — Déjà opéré par moi au moyen du procédé Besnard. Insuccès et mêmes phénomènes que chez le nᵒ 2.
3	Magny, des Fragnes, commune de Treigny (Yonne).	6e jour.	Nᵒ 6. — Exomphale énorme, la plus volumineuse que j'aie vue et opérée, de la grosseur de deux poings au moins et en forme de pain de sucre. L'anneau ombilical avait environ 4 centimètres de diamètre ; la peau, cependant, n'était que de moyenne épaisseur. Je me suis servi d'une plaque à fente centrale plus large.
4	Grandjean, de Laforèt, commune de Saimpuits (Yonne).	6e jour.	
5	Copinot, des Joux, commune d'Etais (Yonne).	6e jour.	Nᵒ 9. — Cette pouliche s'est prise, le 2e jour de l'opération, sur une séparation de stalle qu'elle voulait franchir ; elle a dû y rester dix ou quinze minutes, se débattant énergiquement, sans que la plaque ait été dérangée et la guérison compromise. Envoyé chercher, je suis arrivé en toute hâte et fort inquiet. Je me suis contenté de saigner cette bête, qui a parfaitement guéri. Elle est encore à la ferme-école.
6	Christophe Foin, de Crésent, commune de Douzy (Nièvre).	8e jour.	
7	Thomas, des Guillerons, commune de Lainsecq, (Yonne).	6e jour.	
8	Blanchard, de Vrillon, commune de Ciez (Nièvre).	6e jour.	
9	Jaluzot, directeur de la ferme-école de l'Orme-du-Pont.	6e jour.	Nᵒ 12. — Un gonflement considérable et que je croyais inquiétant s'est manifesté à la région opérée. J'ai saigné l'animal et administré le sel de nitre. La guérison a été parfaite.
10	Gabriel Coulanges, des Cottés, commune d'Entrains (Nièvre).	6e jour.	Nᵒ 13. — Peau fine.
11		6e jour.	Nᵒˢ 15 et 16. — Opérés le même jour.
12	Copinot, des Vilnos, commune d'Étais (Yonne).	6e jour.	Nᵒ 17. — Il s'est formé un abcès consécutif dans le fourreau, mais sans conséquences.
13	Regouby, de la Pommerée, commune de Treigny (Yonne).	5e jour.	Nᵒ 18. — Cette jument avait trois ans ; elle avait déjà été opérée deux fois par un confrère, et une fois par un empirique, mais sans succès (on avait, m'a-t-on dit, employé le casseau, la plaque de plomb et l'acide nitrique). Cette jument avait encore une exomphale du volume du poing ; la peau etait très-épaisse et indurée ; la bête éprouvait tous les huit jours des coliques qui duraient une demi-heure. Je l'ai enfin opérée ; je me suis servi de la plaque à ouverture variable. La bête n'a plus eu de coliques ; elle s'est parfaitement guérie ; mais il est resté une petite induration à l'endroit de l'ombilic.
14	Thomas Rimbault, de Lainsecq (Yonne).	6e jour.	
15	Guillé, de la Bisseterie, commune d'Entrains (Nièvre).	6e jour.	
16		5e jour.	
17	Morean, des Ménages, commune d'Andryes (Yonne).	6e jour.	
18	Guillé, de la Roussille, commune d'Entrains (Nièvre).	8e jour.	
19	Thillère, des Pilloux, commune de Saints en Puysaie (Yonne).	6e jour.	

Suite du tableau des guérisons obtenues par la pince et la plaque.

Nᵒˢ	NOM ET DOMICILE des PROPRIÉTAIRES.	CHUTE du SAC HERNIAIRE.	OBSERVATIONS.
20 21	Rebouleau, de Diancy, commune de Treiguy (Yonne).	6ᵉ jour. 6ᵉ jour.	Nᵒˢ 20 et 21. — Opérés le même jour.
22	Simoneau, des Griffes, commune d'Etais (Yonne).	7ᵉ jour.	No 25. — M. Delafond professeur, et son frère M. Benjamin Delafond vétérinaire, étaient présents à l'opération ; M. Benjamin en a étudié les suites.
23	François Gilonnier, de Labreuille, commune de Lainsecq (Yonne).	6ᵉ jour.	No 30. — L'exomphale nᵒ 30 était constituée par une induration très-difficile à faire rentrer dans l'abdomen.
24	Marlot aîné, de Bouhy (Nièvre).	6ᵉ jour.	No 31. — Un autre poulain opéré chez le même propriétaire au moyen de la plaque de plomb a, de l'aveu du propriétaire, beaucoup plus souffert que celui que j'ai opéré, et beaucoup plus longtemps ; et encore ce poulain n'a pas été guéri. Il a été ensuite cautérisé par l'acide nitrique. Je joins à ce mémoire la plaque de plomb qui a servi à mon confrère dans cette circonstance.
25	Lerasle, des Raviers, commune de Saint-Amand (Nièvre).	6ᵉ jour.	
26	Renard, de Billy (Nièvre).	6ᵉ jour.	
27	Cerceau, de Billy (Nièvre).	7ᵉ jour.	
28	Dumont, de Menestreau (Nièvre).	6ᵉ jour.	
29	François Morisset, de la Brosse, commune de Bouhy (Nièvre).	6ᵉ jour.	
30	Fougerat, de Villegeneret, commune de Ciez (Nièvre).	6ᵉ jour.	
31	Aubin Vincent, des Berthiers, commune d'Entrains.	6ᵉ jour.	

Le sac hern. est donc tombé le 5ᵉ jour sur 2 anim.
— — le 6ᵉ — 24 —
— — le 7ᵉ — 3 —
— — le 8ᵉ — 2 —
31
Le temps moyen de guérison est de 12 jours.

TABLEAU RÉSUMÉ DES GUÉRISONS OBTENUES.

GUÉRISONS.	CHUTE du sac.	TEMPS MOYEN de guérison.	OBSERVATIONS.
Bandage. 10	»	32 jours.	Comme on le voit, l'avantage est donc au procédé par la pince et la plaque ; et d'ailleurs, par cette méthode, il ne faut qu'une pince et quelques plaques, d'ailleurs peu coûteuses, tandis qu'il faut plusieurs bandages, plusieurs presses (appareils et instruments assez coûteux) pour remplir le même office.
Presse. 4	10ᵉ jour.	20 jours.	
Pince et plaque.. ... 31	6ᵉ jour.	12 jours.	
Total des guérisons. 45			

APPLICATION DE MA PINCE AU TRAITEMENT DE LA HERNIE INGUINALE DES POULAINS.

Le bandage pour la cure de l'entérocèle étant d'une application difficile et rarement suivie de guérison, j'eus l'idée d'opérer l'entérocèle de la même manière que l'omphalocèle. Une occasion s'étant présentée, j'en profitai pour faire l'essai du moyen que j'avais imaginé.

Un poulain de huit mois, appartenant à **M.** le duc d'Uzès, à la ferme du château d'Entrains, portait une hernie inguinale du côté droit. La tumeur scrotale, du volume de deux poings, mollasse au toucher, réductible par le taxis, était pendante jusqu'au milieu de la cuisse; l'ouverture qui donnait passage à l'intestin était en forme de croissant et permettait aisément l'introduction de trois doigts disposés en ligne circulaire et non en faisceau. Le poulain éprouvait parfois des coliques, ne profitait pas, restait rabougri.

Il fut abattu avec les précautions indiquées pour l'opération de la hernie inguinale, avec cette différence que, étant abattu, les deux membres postérieurs furent séparés des autres et maintenus écartés par des plates-longes fixées dans le paturon de chacun et attachées aux solives d'un hangar.

J'opérai tout d'abord la réduction de la hernie, ce qui fut très-facile; je disposai ensuite le testicule sur l'ouverture herniaire et je fis au scrotum un pli dans le sens du pli de l'aine; je le saisis dans ma pince appliquée par sa face convexe, et le tirai le plus possible; j'en fis ensuite la suture de la manière indiquée pour l'omphalocèle et j'appliquai ensuite une plaque en zinc, longue, très-étroite, avec ouverture au milieu pour laisser passer le pli de la peau du scrotum; puis, pour maintenir la réduction, j'exerçai sur la partie une compression au moyen d'un coussin se moulant dans l'aine et suspendu au moyen de deux cordons antérieurs qui, après avoir embrassé les flancs, viennent s'attacher sur les reins, et de deux cordons postérieurs qui, après avoir embrassé la base de la queue, viennent se fixer aux deux premiers, au niveau même des reins.

J'avais eu la précaution de laisser au coussin une ouverture centrale en forme de fente, antéro-postérieure, dans laquelle j'engageai le pli formé par la suture de la peau et

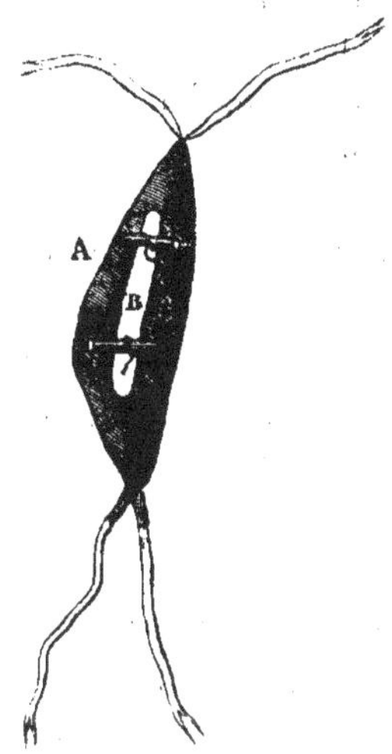

A, coussin.
B, fente.
C, traverses.

resté pendant en dehors de la plaque; je maintins ce pli par deux petites traverses en bois, auxquelles j'attachai le sommet du pli par deux points de suture.

Les phénomènes observés furent, à peu de chose près, les mêmes qu'après l'opération de l'omphalocèle; au bout de quelques jours il y avait gonflement du pli de la peau, œdème dans les parties circonvoisines, suintement séreux, puis séro-purulent, par la fente du coussin. L'animal m'a paru plus souffrir que ceux opérés de l'exomphale, ce qui tenait, sans doute, au siége de l'opération, car le poulain marchait en écartant les membres postérieurs. Enfin la chute du pli scrotal s'est opérée le sixième jour, laissant une plaie rouge, saignante, granuleuse, laquelle, en raison, sans doute, des frottements dont cette région est le siége, mit plus de temps à se dessécher, se rétrécir et se cicatriser complétement; mais enfin, au bout de deux mois, il ne restait pour trace de la hernie, alors parfaitement guérie, qu'une cicatrice linéaire correspondant à la suture. Les coliques que l'animal éprouvait habituellement avant l'opération ne se sont point renouvelées; il fut vendu complétement guéri.

Ainsi donc le procédé que j'ai l'honneur de soumettre à l'honorable Société a des avantages incontestables. Point dangereux, occasionnant peu de souffrance, suivi de phénomènes uniformes et d'une guérison constante, il procure la chute du sac le sixième jour et la guérison de la plaie vers le douzième jour, ce qui n'a jamais été, que je sache, obtenu jusqu'ici par aucun procédé.

D'ailleurs quarante-trois faits de guérison, sans un seul cas de mort, sans un seul insuccès, sont un résultat imposant et qui est sans exemple dans la circonstance.

EXTRAIT DES MÉMOIRES DE LA SOCIÉTÉ IMPÉRIALE ET CENTRALE D'AGRICULTURE. — ANNÉE 1859.

Paris — Imprimerie de Mme Ve BOUCHARD-HUZARD, rue de l'Éperon, 5 — 1859.

PARIS. — IMPRIMERIE DE Mme Ve BOUCHARD-HUZARD,
RUE DE L'ÉPERON, 5.

www.ingramcontent.com/pod-product-compliance
Ingram Content Group UK Ltd.
Pitfield, Milton Keynes, MK11 3LW, UK
UKHW031750170726
13836UKWH00002B/966